Cómo superar la depresión

Cómo superar la depresión

Escrito por
Linus Mundy

Ilustraciones de
R.W. Alley

SAN PABLO

2.ª edición

Título original: *Elf-help for Overcoming Depression*
Traducido por *Adoración Pérez*

Distribución: SAN PABLO. División Comercial
Resina, 1. 28021 Madrid * Tel. 917 987 375 - Fax 915 052 050
ISBN: 84-285-2145-X
Depósito legal: M. 11.796-2000
Impreso en Artes Gráficas Gar.Vi. 28970 Humanes (Madrid)
Printed in Spain. Impreso en España

Antes de empezar

Tener «un mal día» es una cosa, pero vivir en constante angustia puede ser devastador. «Sólo tú puedes hacerte feliz» es un dicho popular; pero no totalmente cierto. Cuando estamos en baja forma los demás pueden ayudarnos más de lo que a veces imaginamos.

Esto no significa que se trate sencillamente de «darnos ánimos» o «escapar de la situación» sin más. Afrontar el problema —calculando exactamente lo que podemos hacer para remediar el desaliento— requiere información y comprensión. ¿Qué es normal? ¿Qué es anormal? ¿Cómo empezó esto? ¿Cuáles son las causas ocultas? ¿Qué «tratamiento» funciona? ¿Cuál no funciona?

Cómo superar la depresión destila mucha sabiduría —parte de ella prestada y parte duramente conquistada— a este respecto. Los treinta y siete pensamientos que siguen nos aseguran que *hay esperanza...* y que la ayuda puede llegar desde muchas fuentes.

1.

Sentirse deprimido es una reacción natural a los golpes de la vida, estrés, cambios y desilusiones. El camino para actuar y volver a sentirse bien comienza tomando conciencia de sí mismos: comprendiendo la depresión y dándonos cuenta de dónde estamos.

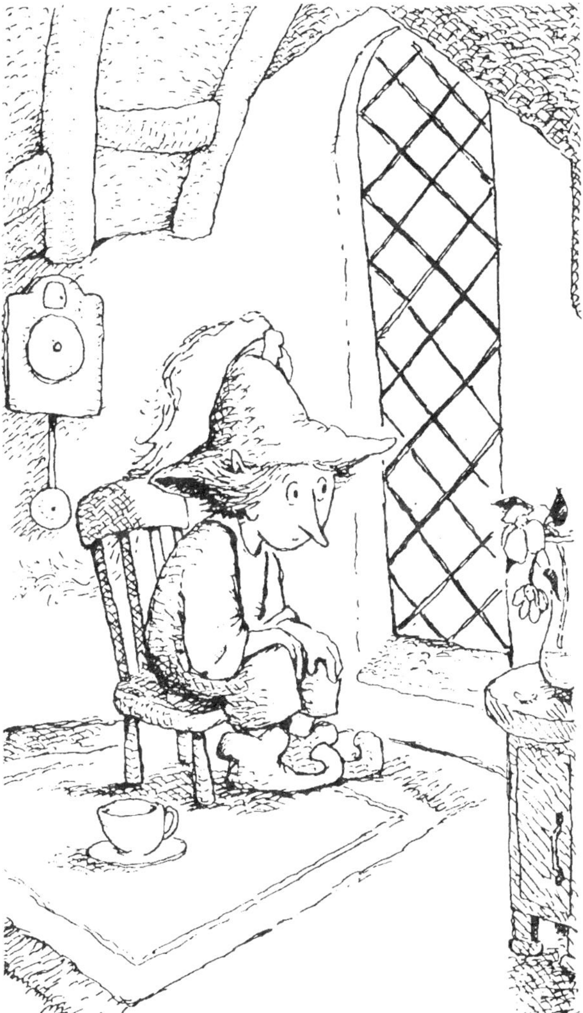

2.

Cuando éramos niños, nos
enseñaron a atarnos los zapatos
y a montar en bicicleta,
a limpiarnos la nariz y a leer
un libro. Pero no nos enseñaron
el complicado arte de gobernar
nuestras emociones. Ahora bien,
nunca es demasiado tarde
para aprender a gobernarlas
adecuadamente.

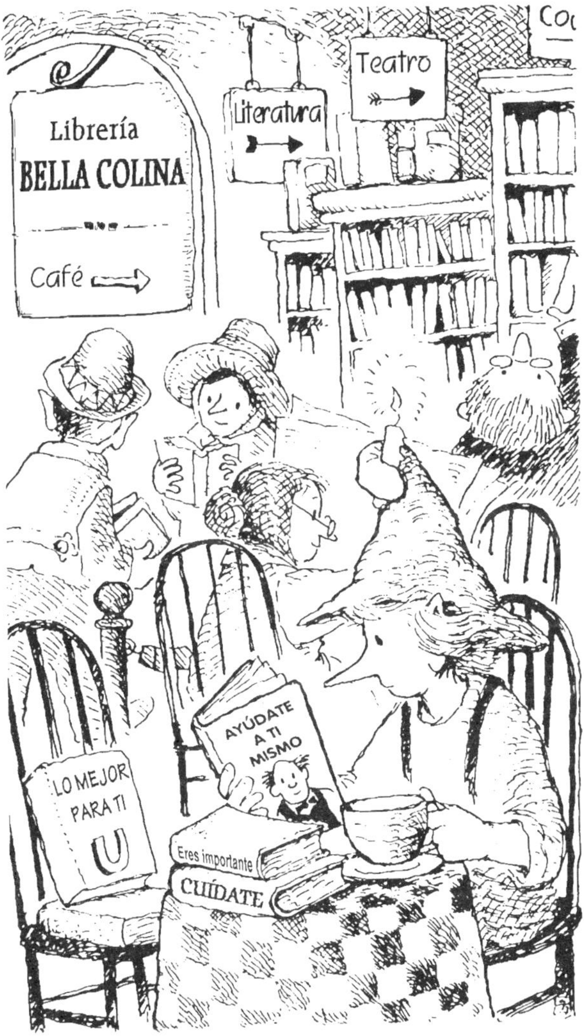
Librería
BELLA COLINA
Café
Literatura
Teatro
AYÚDATE A TI MISMO
LO MEJOR PARA TI
U
Eres importante
CUÍDATE

3.

La información es tu mejor arma contra la depresión. Aprende todo lo que puedas acerca de sus causas, tipos, tratamientos.

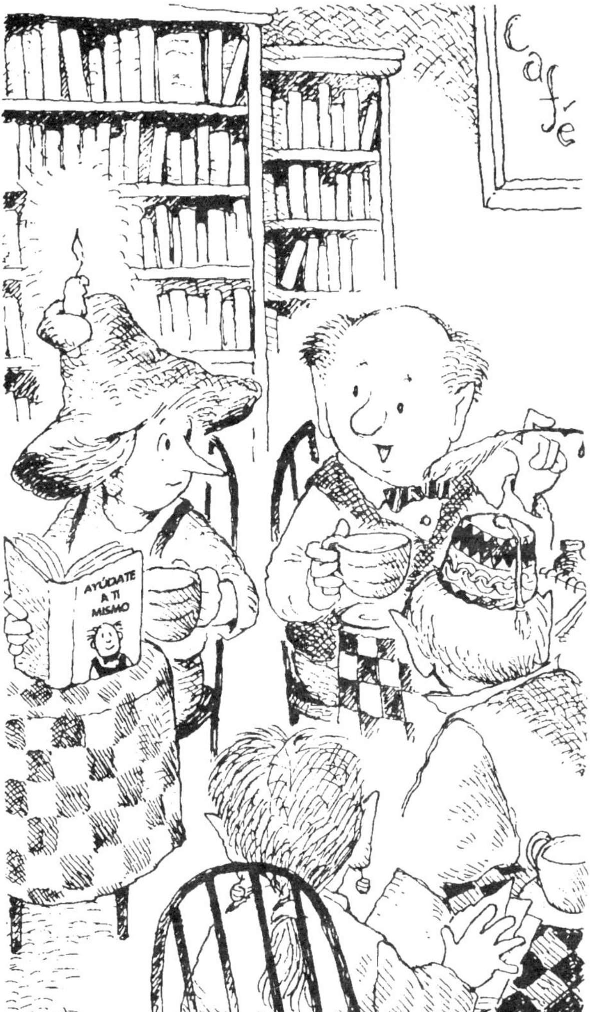
Café
AYÚDATE A TI MISMO

4.

Sólo conseguimos conocernos bien a nosotros mismos después de haber superado muchas adversidades. No te dejes acobardar por la depresión, considérala más bien como un trampolín para lanzarte hacia tu propio crecimiento y comprensión.

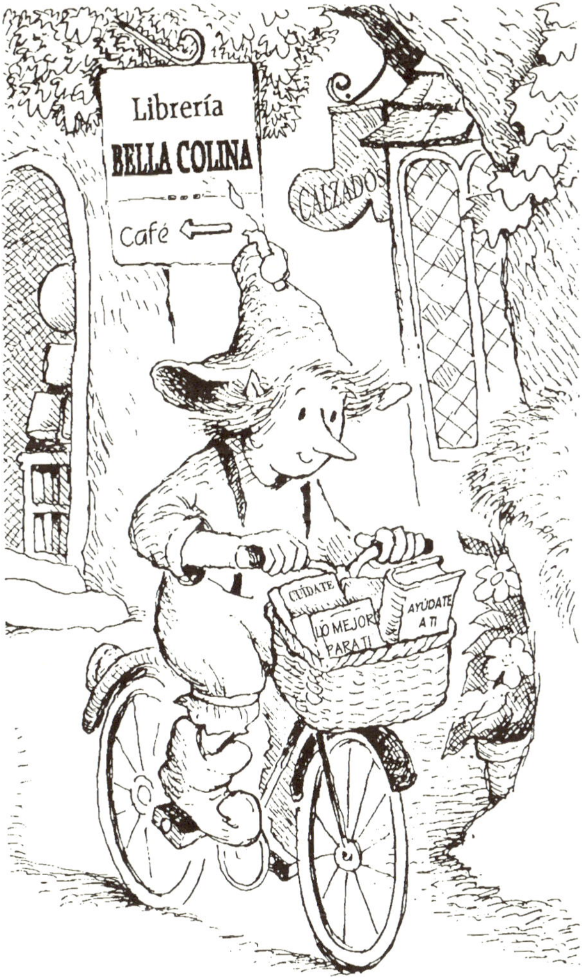
Librería
BELLA COLINA
Café
CALZADOS
CUÍDATE
LO MEJOR PARA TI
AYÚDATE A TI

5.

La depresión es una enfermedad del cuerpo, de la mente y del espíritu. Para tratarla has de considerar todo el conjunto. ¿Dónde está tu mal? Pregúntate cómo puedes curar esa parte de tu vida.

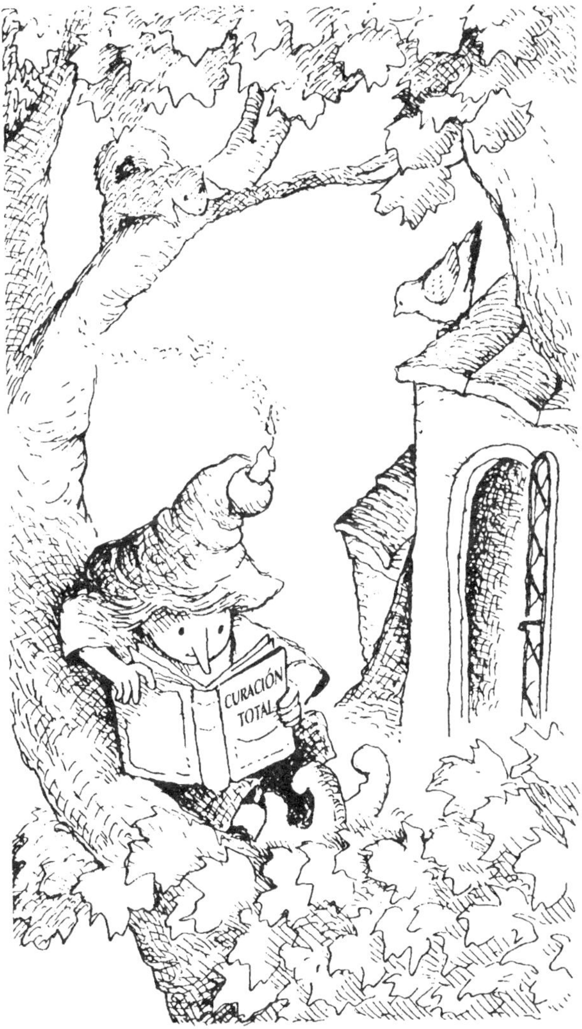
CURACIÓN
TOTAL

6.

Puesto que la depresión a menudo
tiene causas y efectos físicos,
para «animarse» eficazmente
o «salir de ella» conviene
solicitar tratamiento médico.
Acude a expertos que puedan
ayudarte a vencerla.

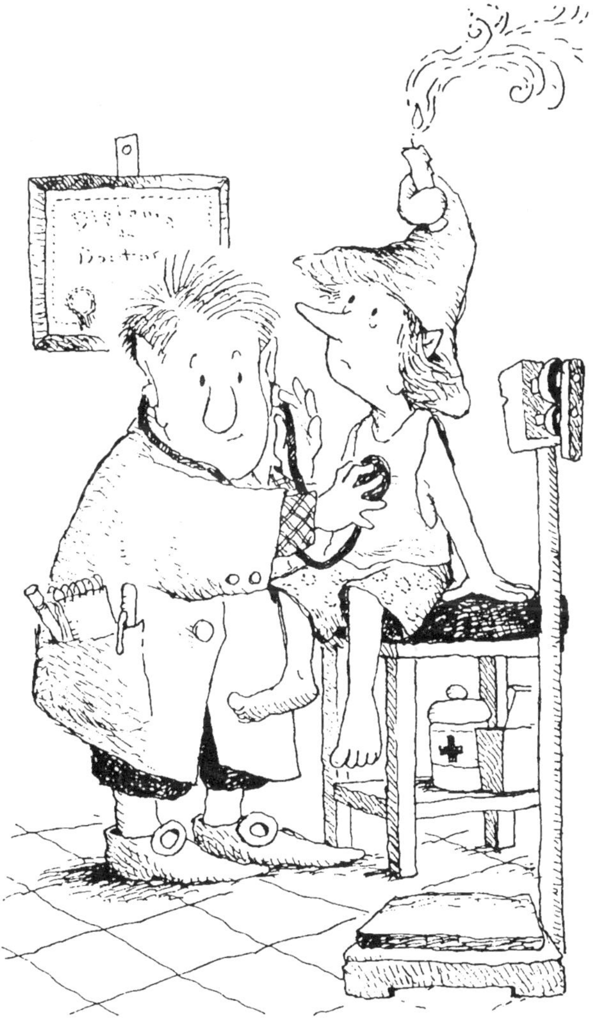

7.

Los expertos aseguran que
actuamos y reaccionamos
de acuerdo con pautas
de pensamiento y de conducta
adquiridas durante la niñez.
Pero, puesto que dichas pautas
son aprendidas, también
se pueden «desaprender».
Comienza procurándote nuevos
mensajes positivos y afirmativos.

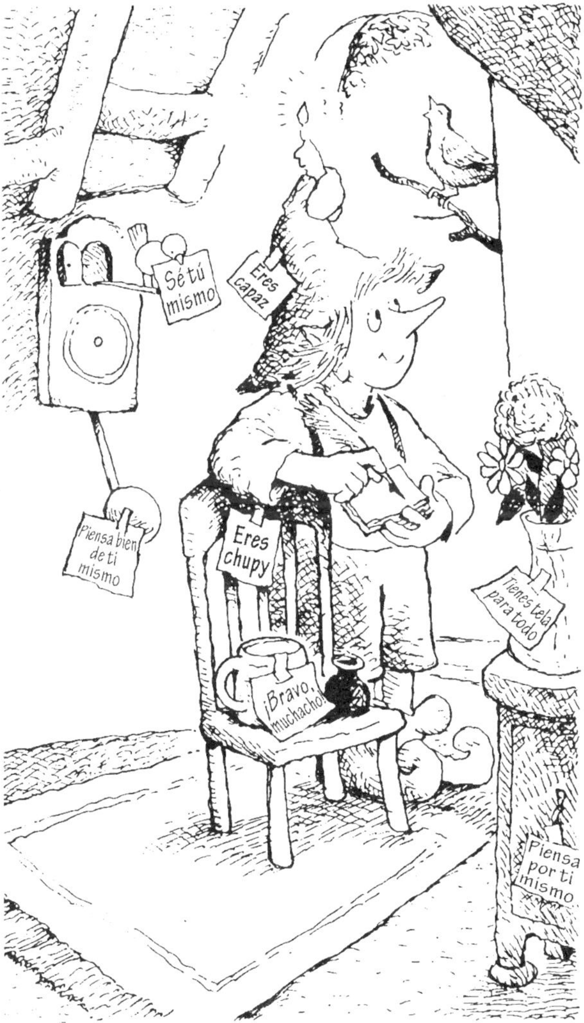

Sé tú mismo
Eres capaz
Piensa bien de ti mismo
Eres chupy
Tienes tela para todo
¡Bravo, muchacho!
Piensa por ti mismo

8.

La mayor parte de las cosas y situaciones de la vida ni son perfectas ni terribles, ni totalmente negras ni totalmente blancas. Te encontrarás continuos cambios en la vida, y ocasionalmente incluso el caos. Piensa que la vida, aun cuando no siempre sea agradable, puede, sin embargo, ser buena.

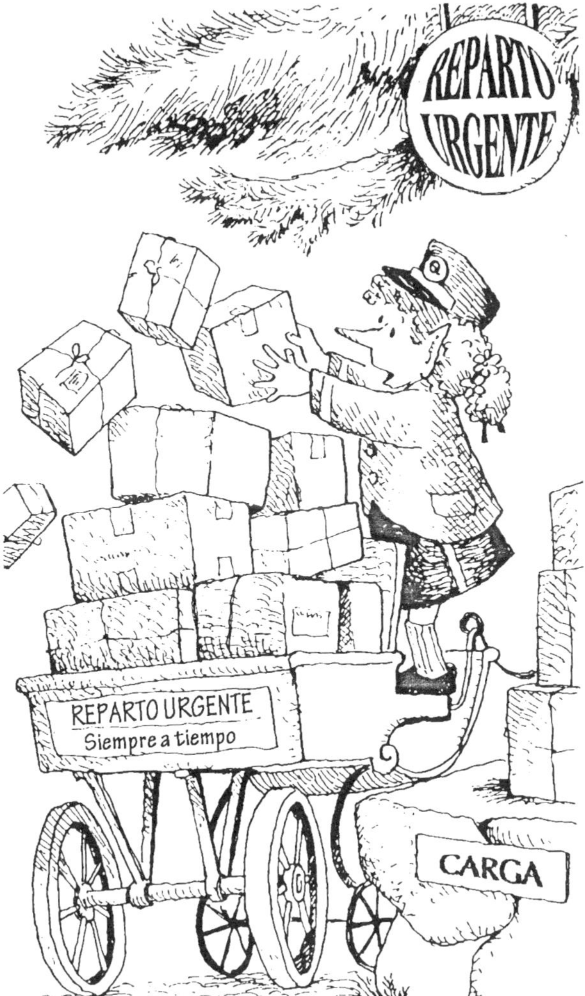
REPARTO URGENTE
REPARTO URGENTE
Siempre a tiempo
CARGA

9.

A veces te parecerá que está lloviendo sobre ti, y lo que pasa es, sencillamente, que está lloviendo. Mira el panorama con mayor amplitud, y permanece dispuesto a reorganizar tu actitud siempre que sea necesario.

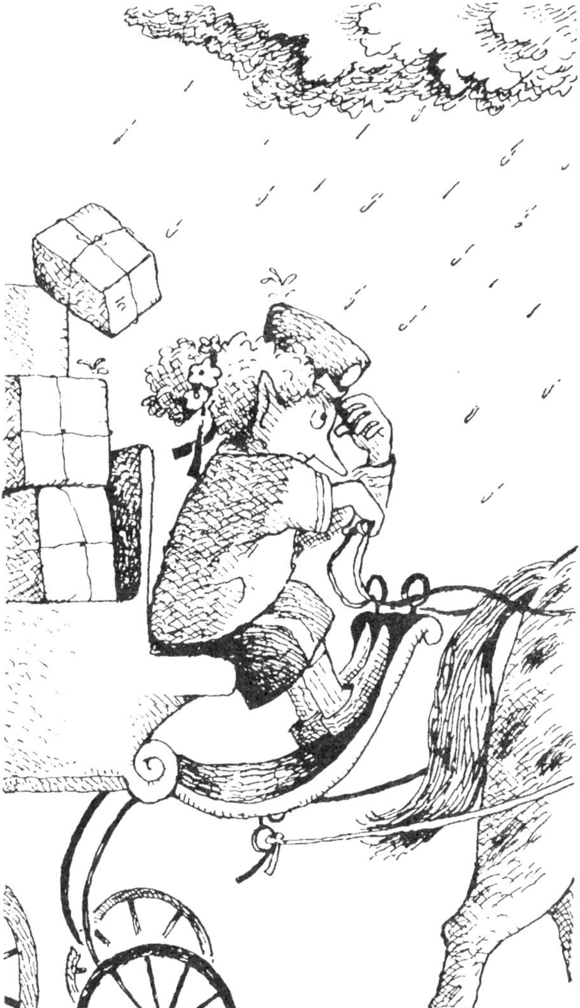

10.

No permitas que tu vida
se abarrote de «es preciso»,
«es necesario» y «hay que».
Puedes elegir. Deja que
tus valores y prioridades
modelen tu vida diaria.

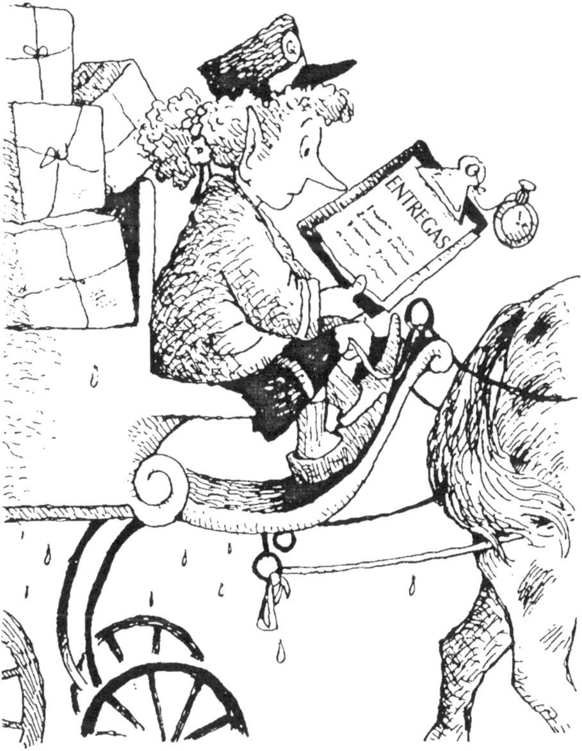
ENTREGAS

11.

Tratar de conseguir siempre
un éxito mayor, más
realizaciones, control, perfección
y eficiencia es sobrestimar
tu grandeza y tus propias
capacidades humanas. Eres
grande precisamente porque eres
tú, y no por lo que puedes hacer.

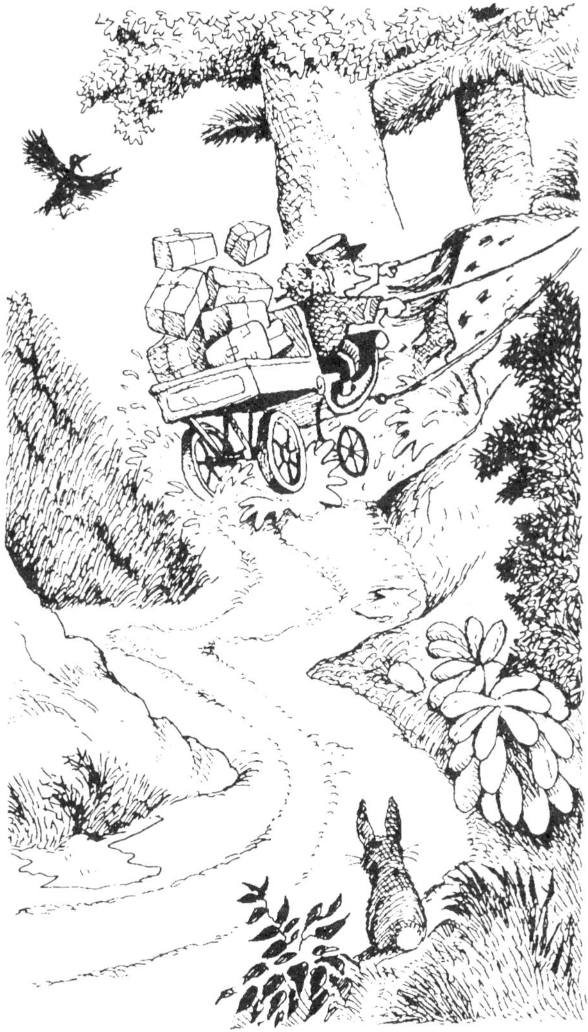

12.

Sentirse inútil o bloqueado
es la causa principal por la que
se cae en la depresión. Dedica
tanto tiempo a pensar
en soluciones positivas
como el que empleas
en considerarte inútil.

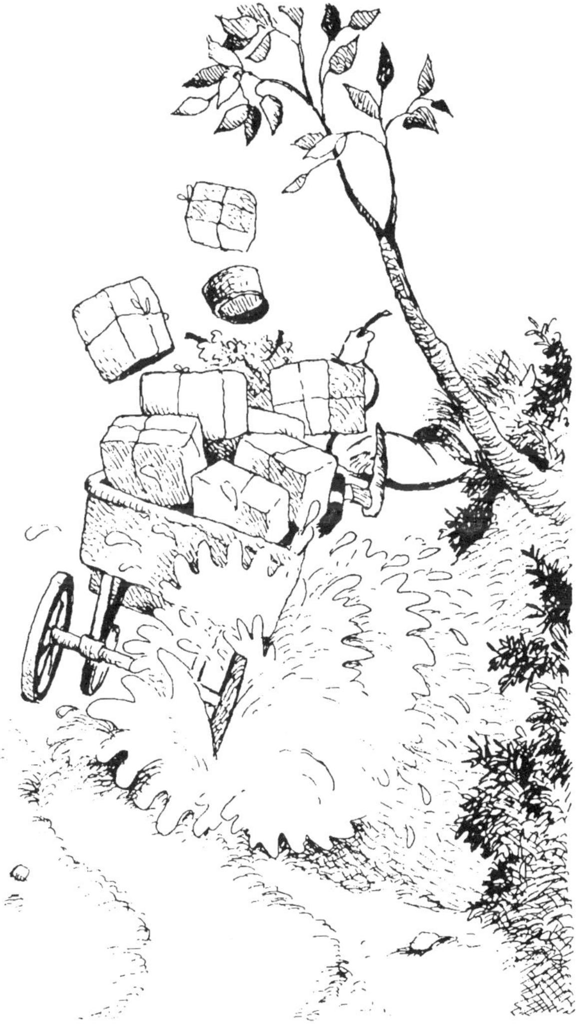

13.

A veces caemos en la costumbre de «terriblizar». No está mal que te preguntes: «¿Qué es lo peor que podría suceder?». Pero procura equilibrar la pregunta con esta otra: «¿Qué es lo mejor que podría ocurrir?».

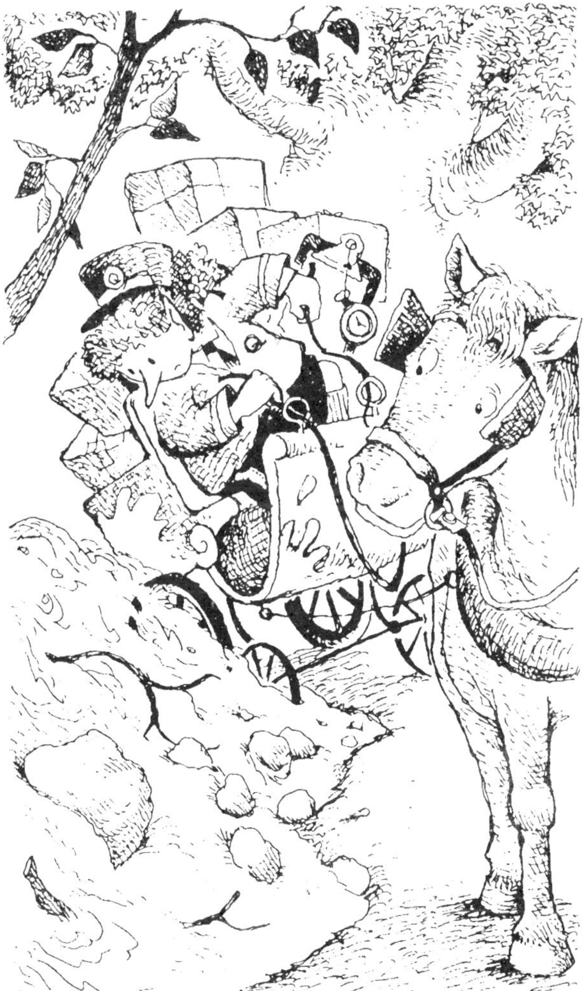

14.

Los sentimientos de desesperación pueden derivar de encontrarse abrumado, como sepultado bajo una avalancha. No es posible desembarazarse de golpe de toda la mole. Es preciso ir quitando las piedras una por una
(y tal vez ayudado
por algún otro).

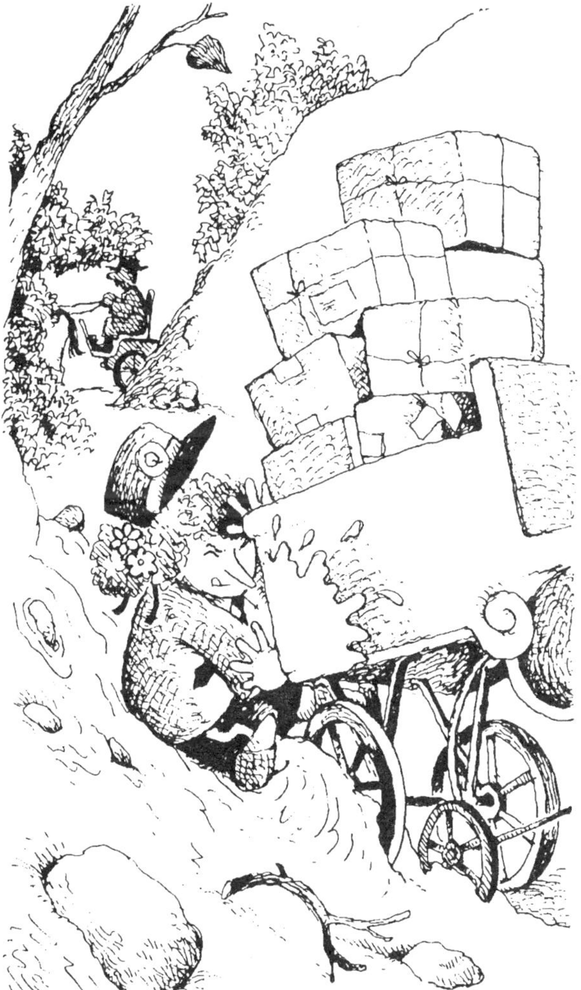

15.

Cuando una carga excesivamente pesada hunde tus ruedas, tal vez te parezca que la cosa no tiene remedio. Pero no es así, hay muchas opciones: retira parte del peso, aumenta el aire de las ruedas, pide ayuda, retrasa la entrega de la mercancía, descansa un poco y mira las cosas desde otra perspectiva.

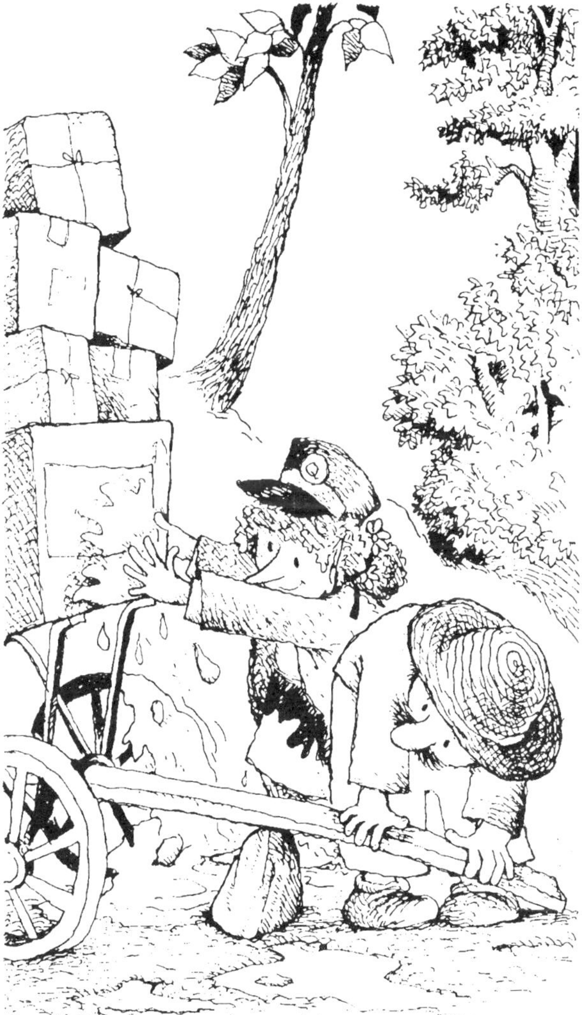

16.

Incluye en la lista
de tus quehaceres: «divertirme».
Claro que la diversión es cosa
más bien espontánea, pero
en parte ha de ser también
programada.

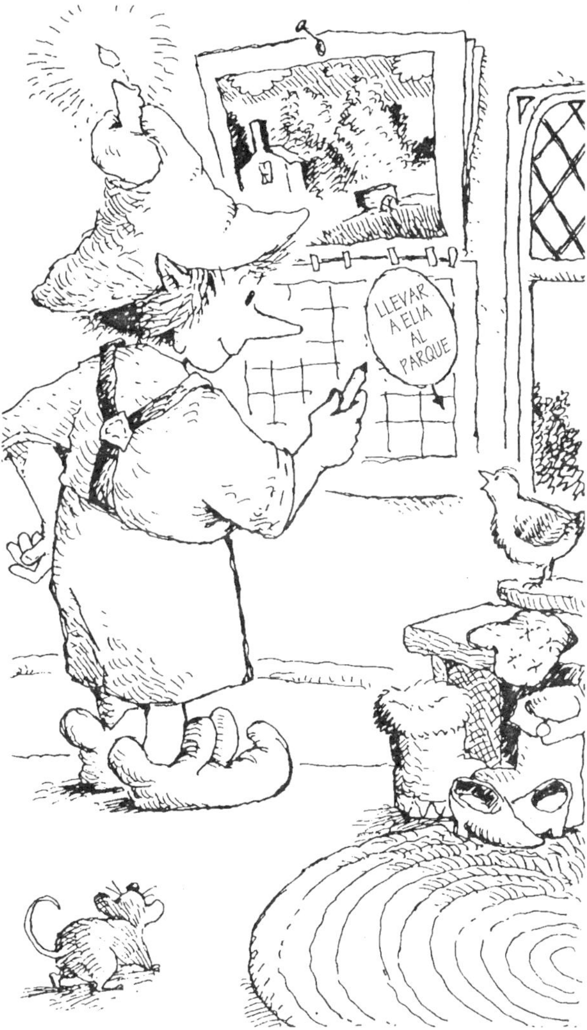
LLEVAR A ELIA AL PARQUE

17.

Piensa en ti mismo como una persona feliz, positiva y amable. No importa quién eres, qué has hecho o dejado de hacer; en todo caso siempre debes procurar ser una persona tranquila y serena que vive en paz interior.

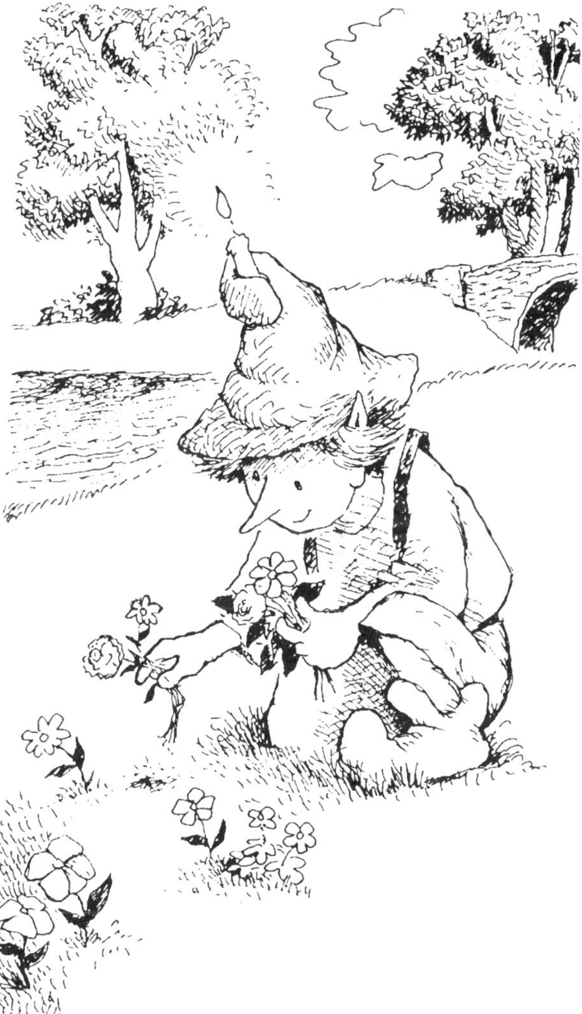

18.

Es bueno que seas tú. Efectivamente, *tú* es la única persona que tú puedes ser. Ama el «tú» que eres. Cree en ti mismo, reconoce tu propio valor. Felicidad y paz brotan de sentirse seguro y confiado.

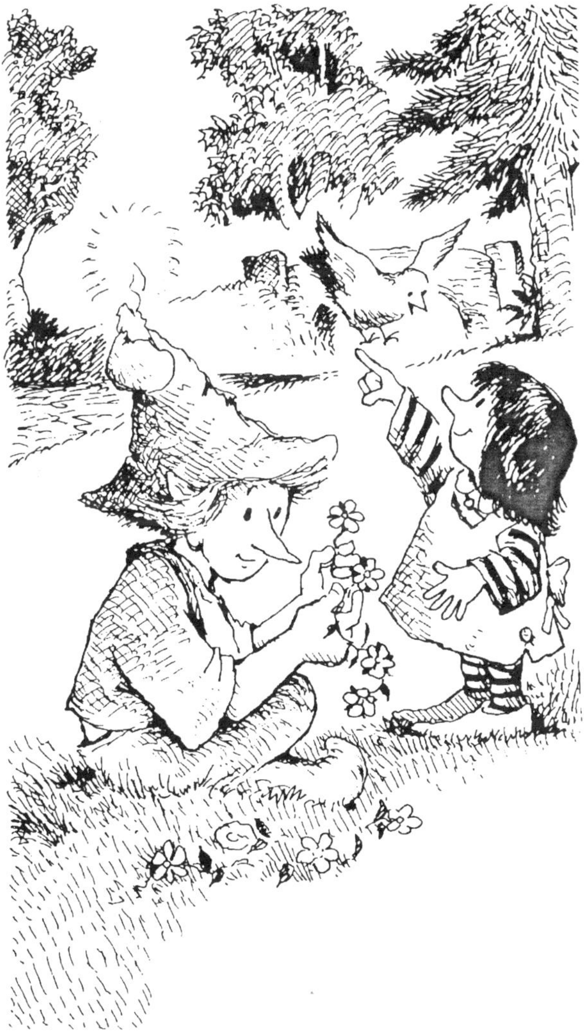

19.

Escucha la voz más profunda de tu interior. Es tu corazón que habla. Tu corazón sabe que lo más importante es el amor, y que el amor proporciona paz y esperanza.

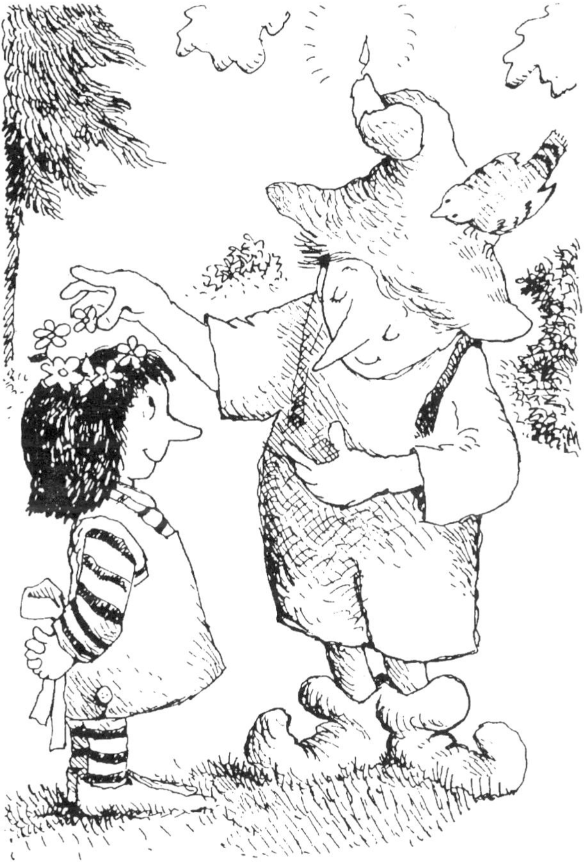

20.

Los niños conocen el secreto de la alegría: las cosas pequeñas son las realmente grandes. Observa a los niños mientras trabajan o juegan, y, como ellos, procúrate cada día pequeñas cosas para disfrutar.

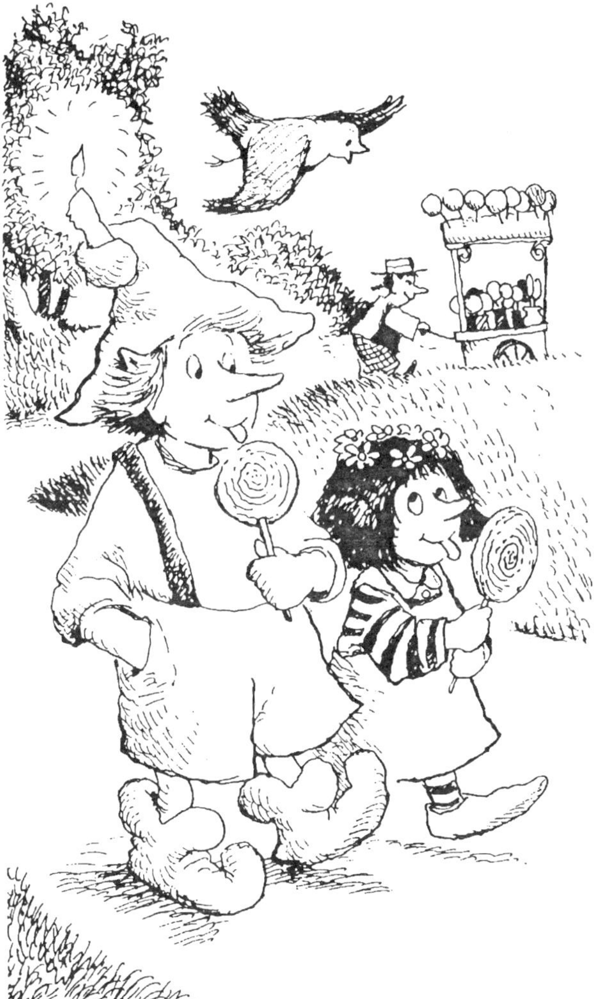

21.

Si crees que necesitas un milagro en tu vida, probablemente sea así. Pide un milagro. Pero no olvides que también existen pequeños milagros. A veces será suficiente con que te fijes en los que acontecen cada día a tu alrededor.

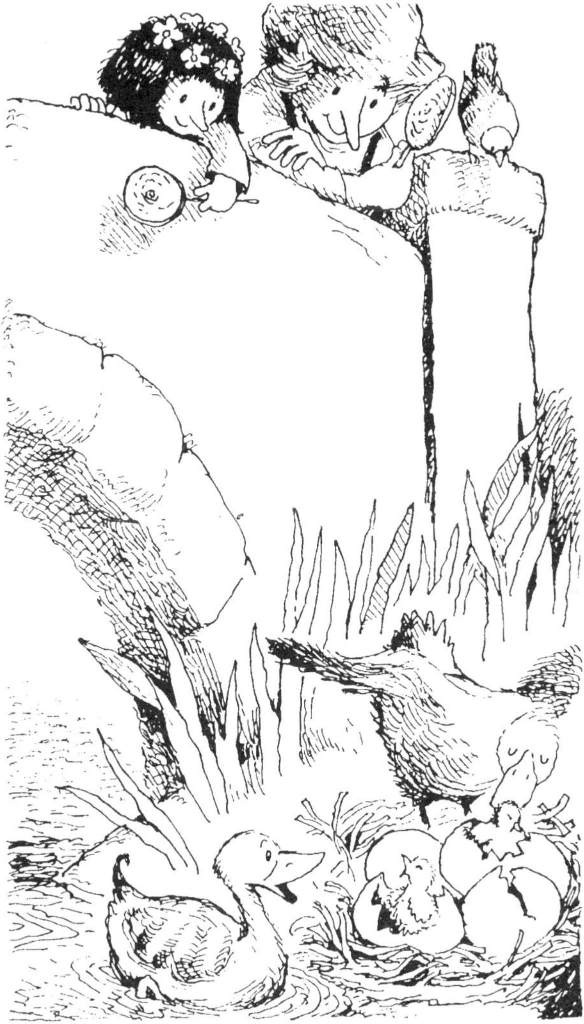

22.

La naturaleza tiene un sinfín de atractivos. Huele, saborea, palpa lo que nos ofrece continuamente.

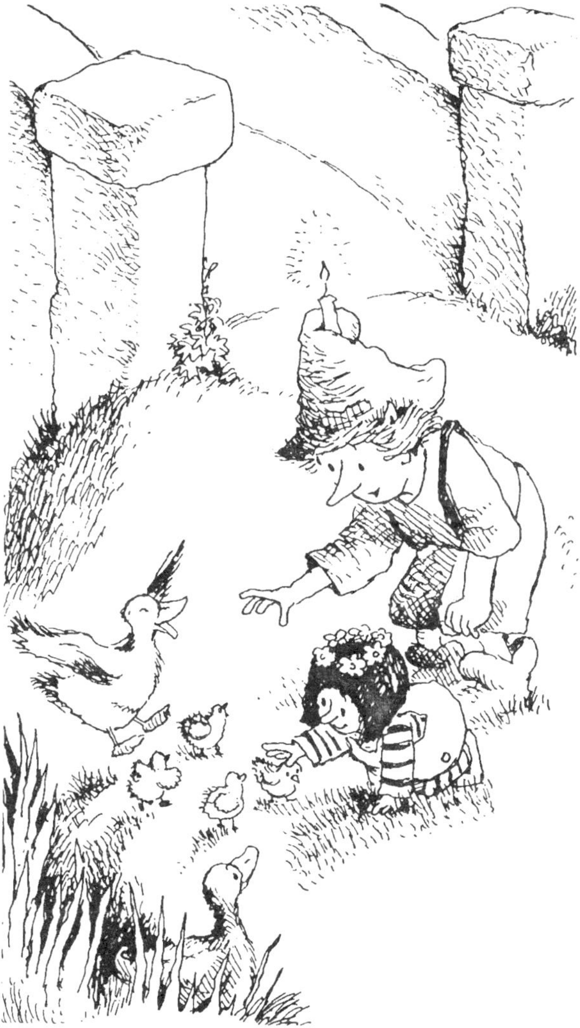

23.

No subestimes el poder
de la creatividad para elevarte
por encima de la niebla. Canta,
prepara una tarta, pinta
un cuadro, escribe un poema,
prepara una casita
para los pájaros.

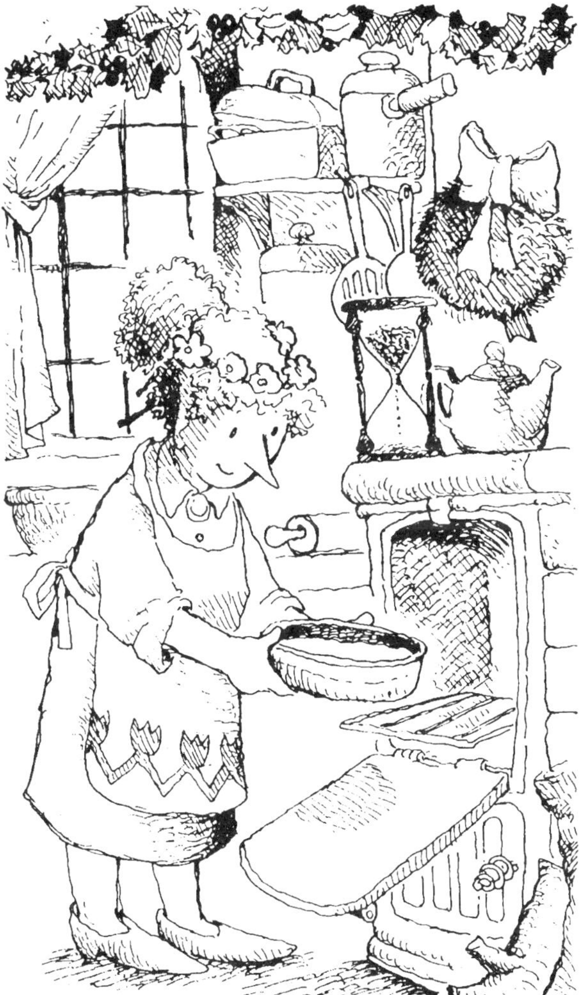

24.

El ejercicio —la actividad en general— puede darte una nueva perspectiva sobre las cosas. Cuando menos, hallarás en él una salida para descargar tus ansiedades... y probablemente dormirás y descansarás mejor.

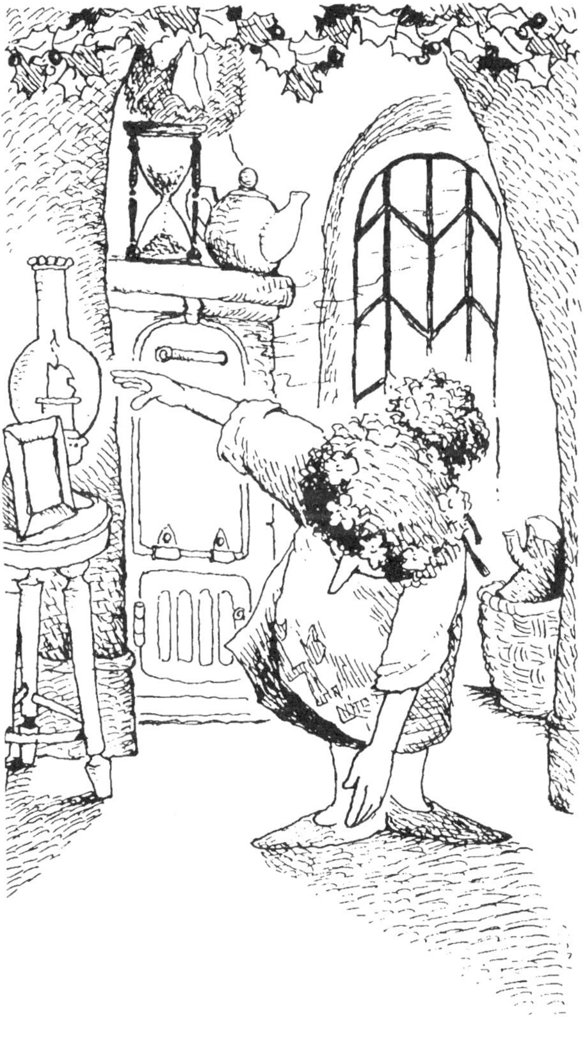

25.

Cuando algo parece bueno, suena bien, huele bien, es agradable al tacto, sabe bien... dilo. Es una buena costumbre decir las cosas positivas.

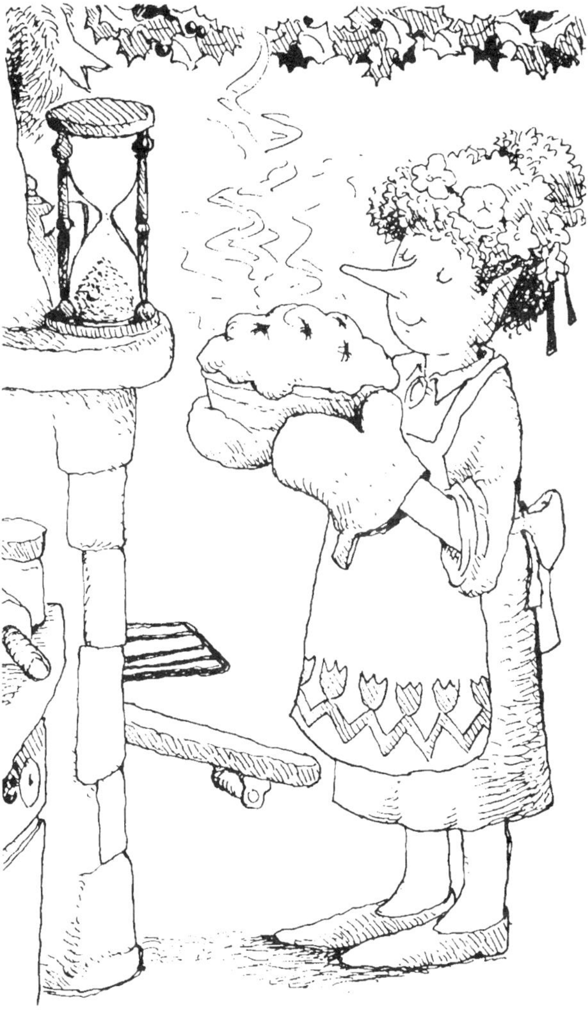

26.

Mira hacia el futuro, sobre todo
durante el tiempo libre, cuando
la gente se dedica de manera
especial a rememorar ese pasado
perfecto de los viejos tiempos.
Mejor aún, disfruta
de lo que eres, del lugar
en que te encuentras
y de lo que haces
precisamente ahora.

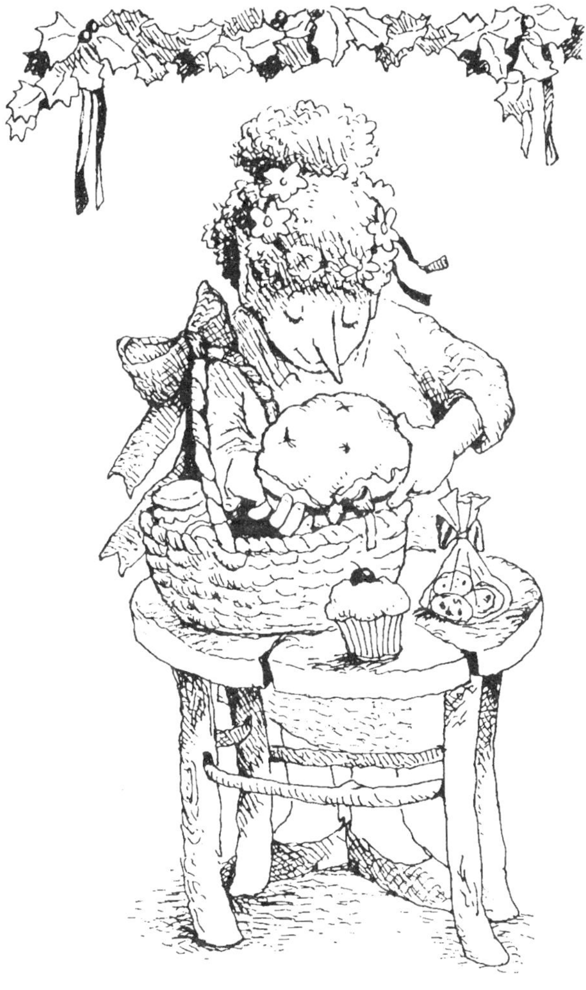

27.

Aparta el centro de atención de tu persona y dirígelo hacia alguien o hacia algo diferente: una afición o habilidad, un jardín o una mascota, un vecino o un pariente, una persona necesitada o un proyecto.

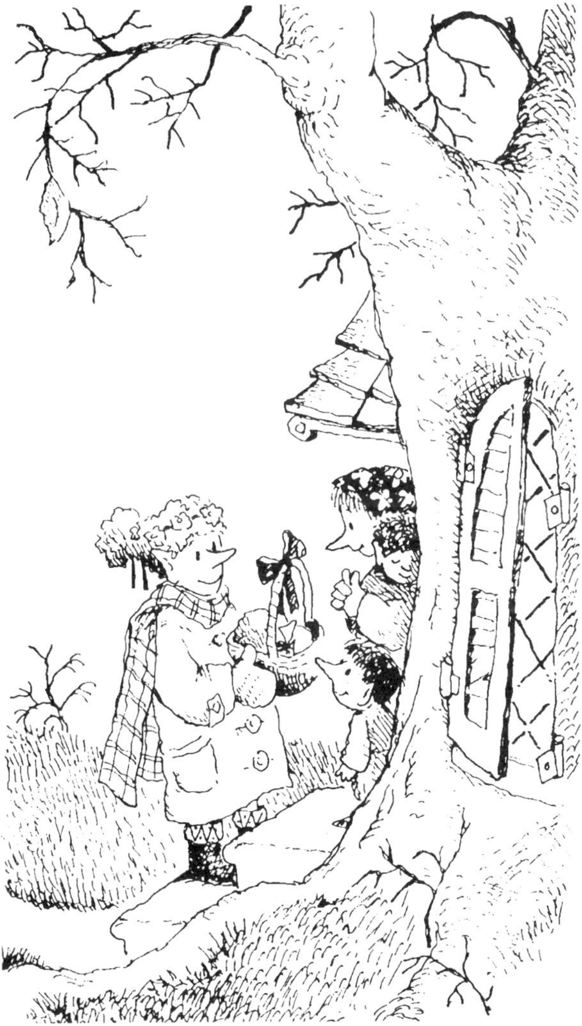

28.

A veces no podrás salir
de la depresión por tus propios
medios. Hay personas que están
dispuestas a tenderte una mano,
darte un nuevo impulso,
levantarte y conducirte
a un lugar mejor. Permíteselo.

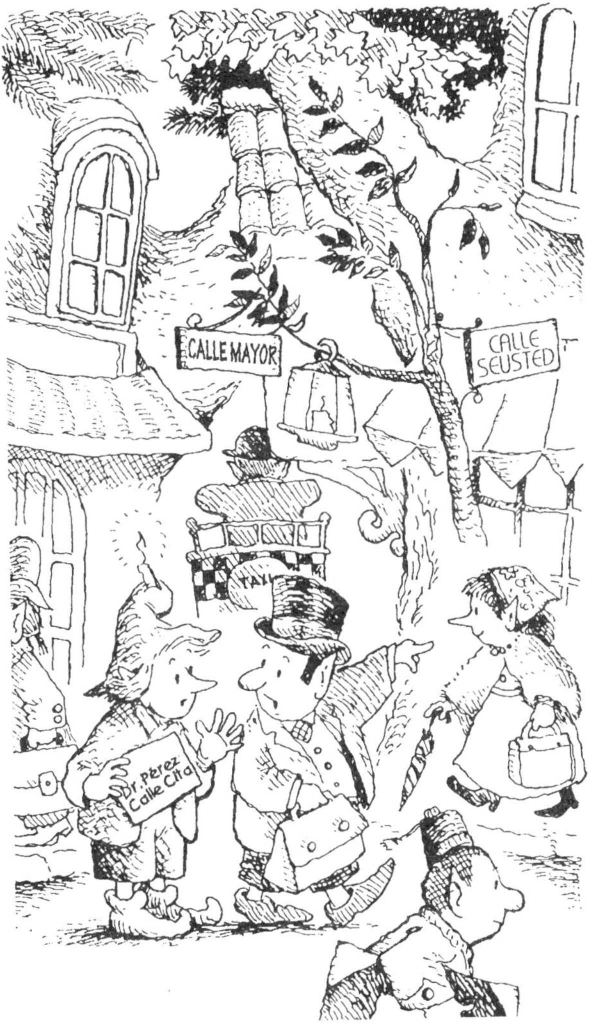
CALLE MAYOR
CALLE SEUSTED
Dr. Pérez Calle Cita

29.

La depresión tiene remedio.
Médicos y terapeutas
pueden ayudarte a adquirir
la perspicacia, la habilidad
o la medicación que necesitas
para superarla. Si tu depresión
es grave o persistente, ponte
en manos de un experto
y elaborad juntos un plan
para que vuelvas a sentirte bien.

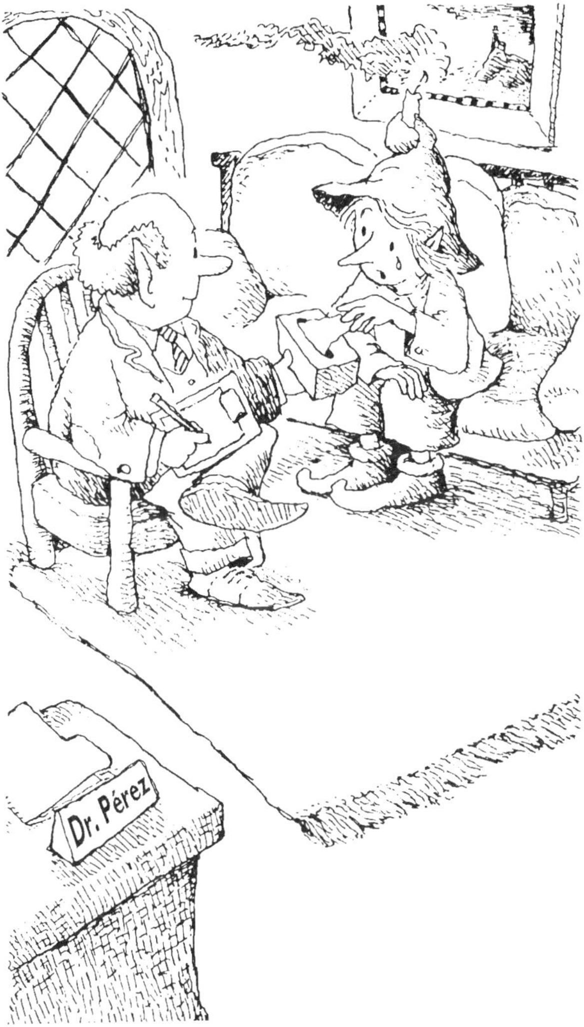
Dr. Pérez

30.

No permitas que el orgullo
te impida comunicarte
con tu vecino, tus compañeros,
tu pareja, tu profesor, tu médico.
Buena parte de la depresión
es sentirse solos. Acepta
la ayuda y el ánimo que otros
pueden darte.

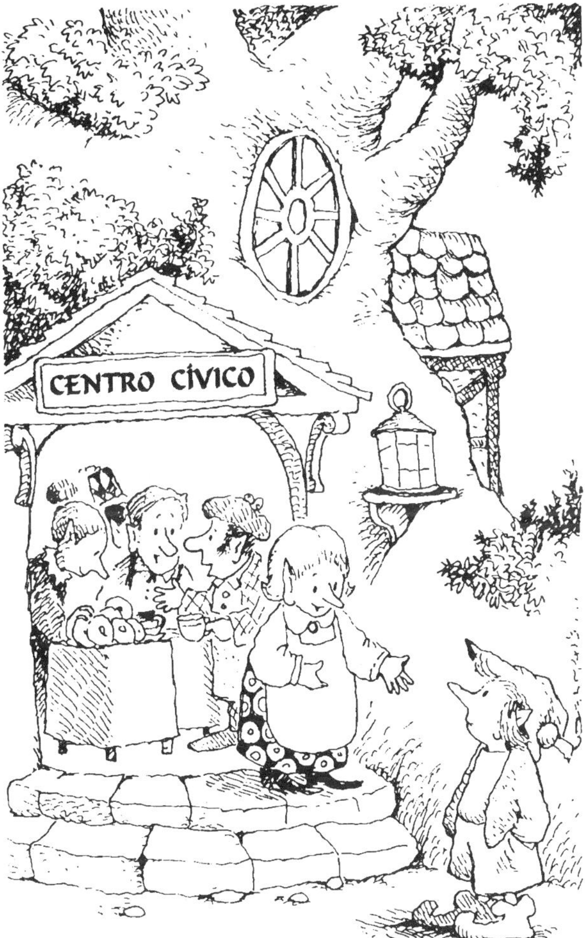
CENTRO CÍVICO

31.

Tal vez sientas que nadie puede
comprender lo que estás pasando.
Probablemente tienes razón.
A pesar de todo, los demás
pueden ayudarte. Pide
lo que necesites. Te sorprenderás
de lo mucho que consigues.

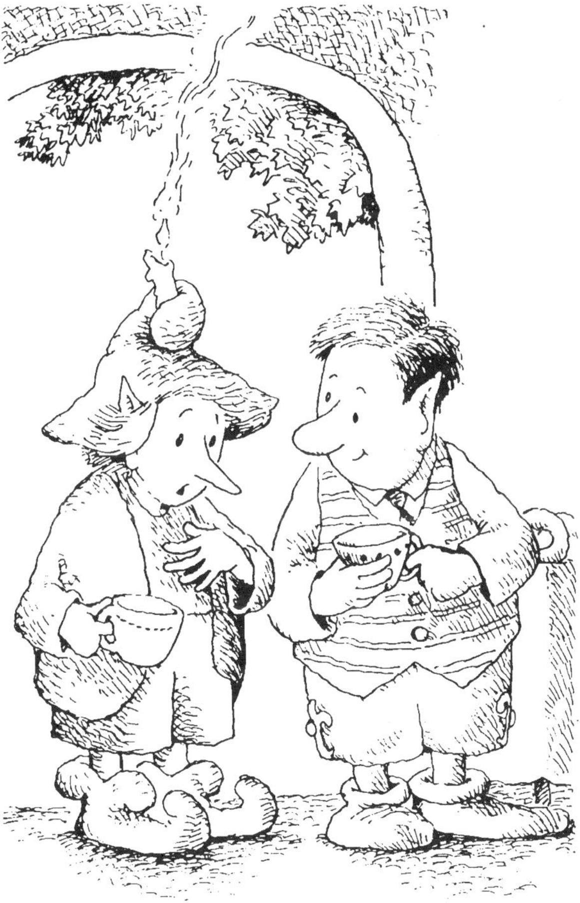

32.

La amistad duplica la alegría y divide la pena. Busca a alguien con quien compartir tus más profundos sentimientos y preocupaciones.

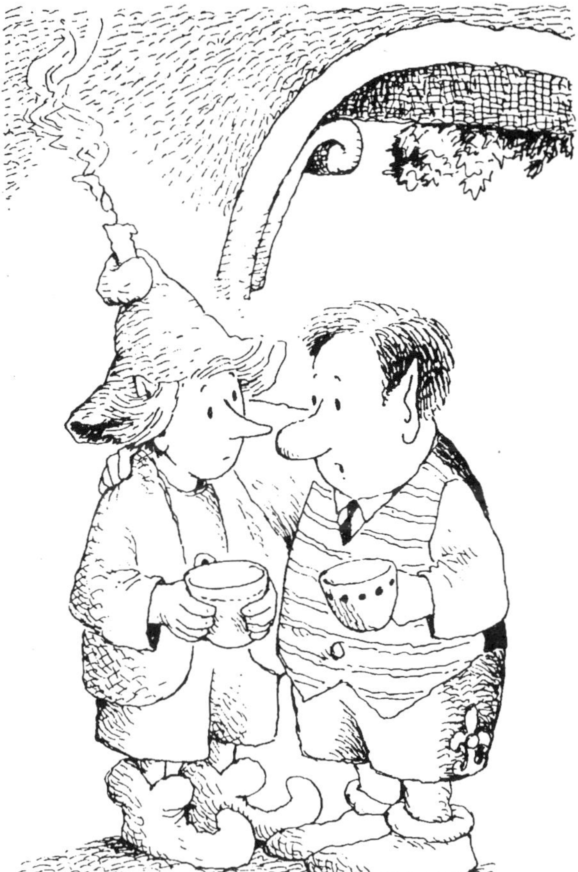

33.

Escucha la sabiduría
de los que han sufrido.
Puede que su dolor ya no sea
tan intenso como el tuyo, pero
la perspectiva que ofrecen
puede aliviar tus sentimientos
de angustia y desesperación.

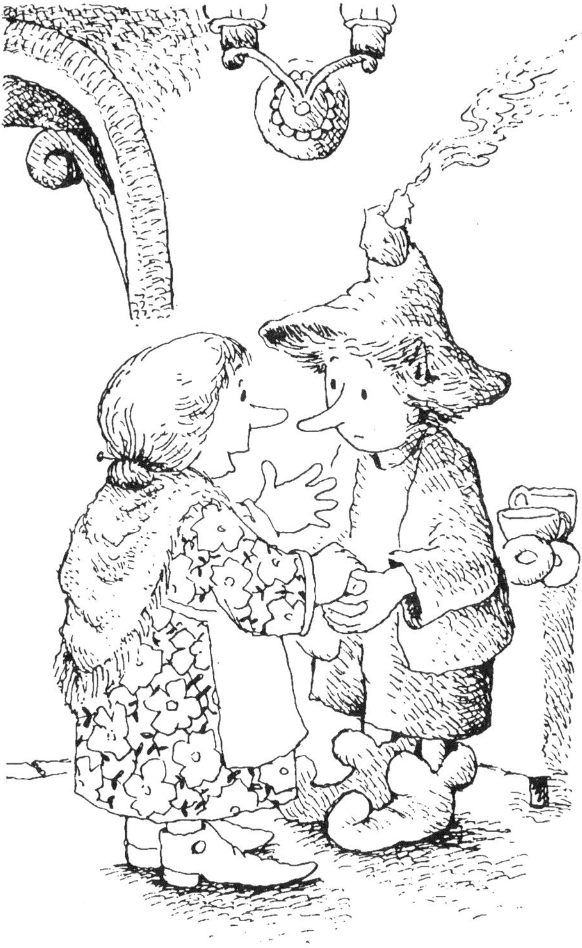

34.

Aunque no te sientas inmediatamente aliviado, no te desanimes. Puedes estar mejorando sin notarlo todavía. Lo más importante es seguir dando pasos hacia la curación y rechazar los pensamientos negativos.

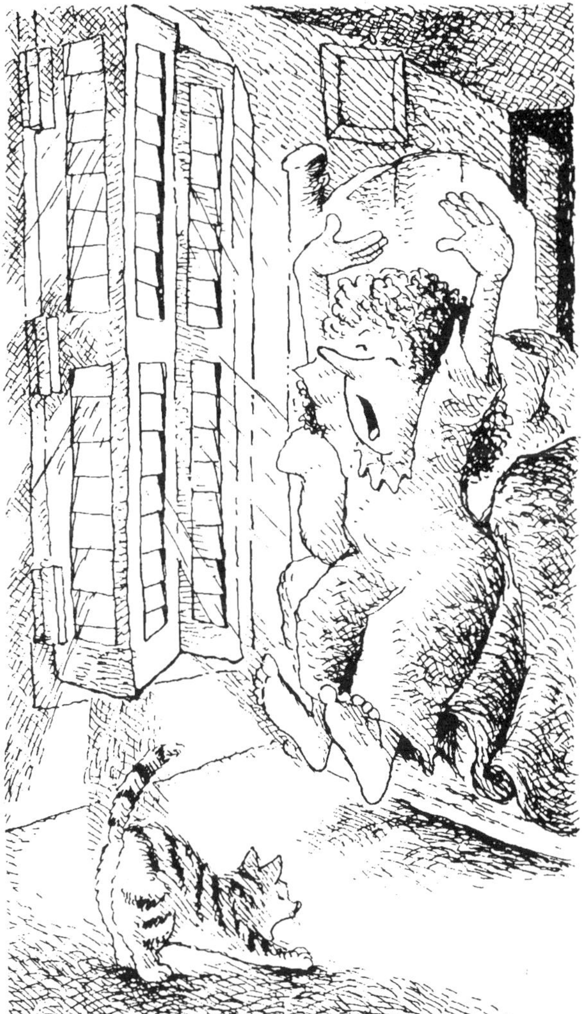

35.

Abre tu puerta a lo que te ofrece la vida. Así podrás sobrellevar lo insoportable, y las cosas agradables de la vida se harán todavía mejores.

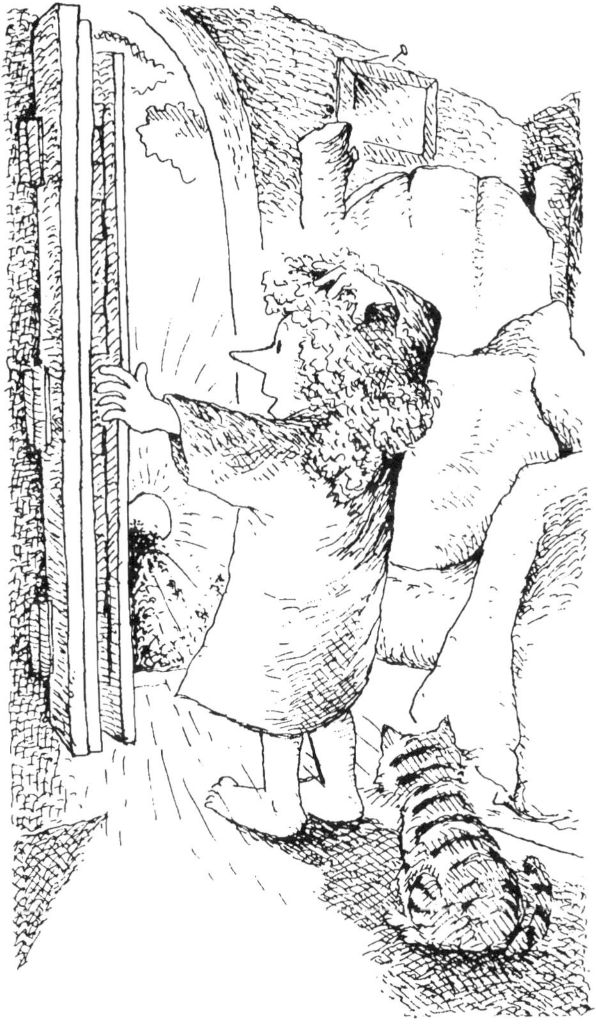

36.

No te autodestruyas pensando
que si fueras mejor persona
estarías exento de la depresión.
Las cosas no funcionan
de esa manera. Recuerda
que eres humano y que vives
en un mundo imperfecto.

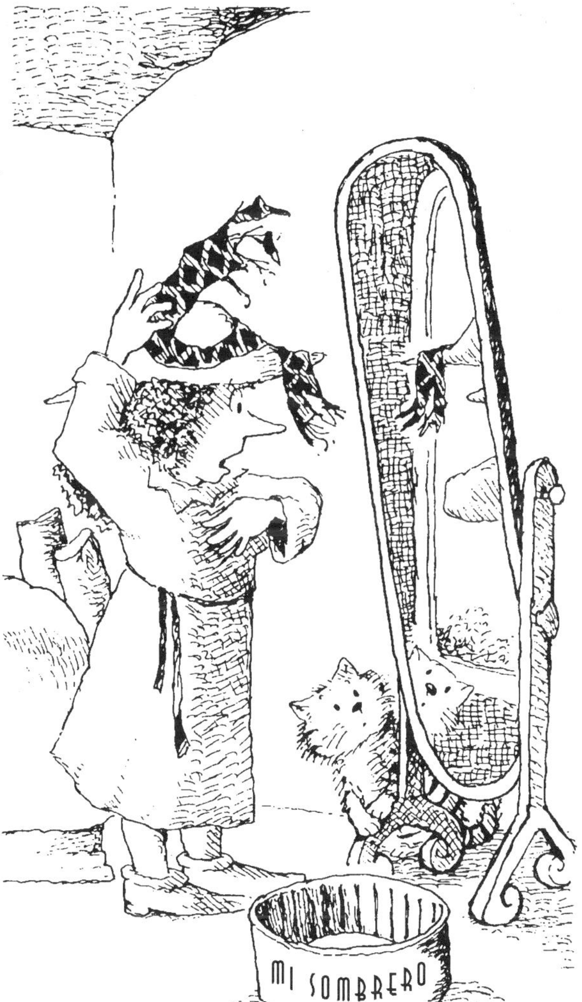
MI SOMBRERO

37.

Te mereces tener paz y disfrutar de la vida. Puedes ayudarte a ti mismo en la ardua tarea de escalar desde la depresión adoptando esta consigna: «¡Lucha contra ella y véncela!».

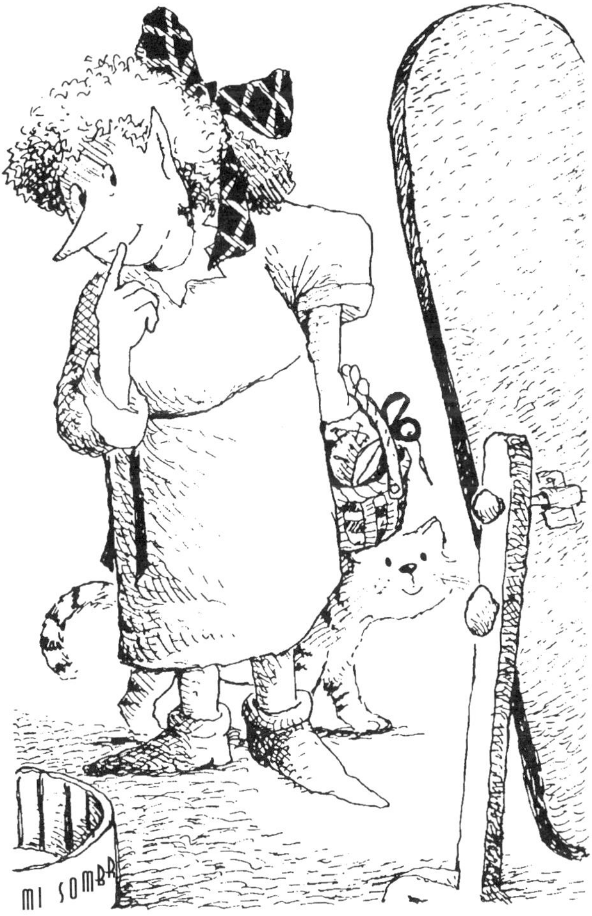
MI SOMBR

Linus Mundy es director de One Caring Place/Publications en Abbey Press. Ha escrito también *Elogio de la vida sencilla, Ser decidido, Vivir sin prisas* y *Los hombres también lloran,* y ha colaborado en *Contra la tristeza*. Vive con su mujer y sus tres hijos en Santa Claus, Indiana.

R. W. Alley es ilustrador de Abbey Press Elf-help Books y se dedica también a escribir e ilustrar libros para niños. Vive en Barrington, Rhode Island, con su esposa y sus hijos.